MÉTHODE

DE

M. PASTEUR

POUR

PRÉVENIR LA RAGE APRÈS MORSURE

PAR

R. REPIQUET

VÉTÉRINAIRE A FIRMINY

*Lauréat de la Société Centrale de Médecine vétérinaire
et de la Société Nationale d'Agriculture de France.*

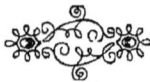

SAINT-ÉTIENNE

IMPRIMERIE THÉOLIER ET Cie

Rue Gérentet, 12.

—

1891

MÉTHODE

DE

M. PASTEUR

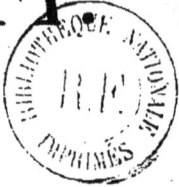

POUR

PRÉVENIR LA RAGE APRÈS MORSURE

PAR

R. REPIQUET

VÉTÉRINAIRE A FIRMINY

Lauréat de la Société Centrale de Médecine vétérinaire
et de la Société Nationale d'Agriculture de France.

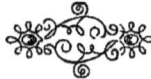

SAINT-ÉTIENNE

IMPRIMERIE THÉOLIER ET Cie

Rue Gérentet, 12.

1891

MÉTHODE DE M. PASTEUR

POUR PRÉVENIR LA RAGE APRÈS MORSURE

———

SOMMAIRE. — Travaux de. M. Pasteur sur la rage. — Procédé d'atténuation du virus rabique. — Moyen de vacciner les chiens contre la rage et de leur conférer l'état réfractaire après morsure. — Mécanisme de l'état réfractaire. — Première application à l'homme de la méthode pour prévenir la rage après morsure. — Fondation de l'Institut Pasteur.

LES PREMIERS TRAVAUX DE M. PASTEUR SUR LA RAGE

Dans le cours de ses recherches sur la rage, M. Pasteur est arrivé à faire différentes constatations qui devaient lui servir plus tard pour établir sa méthode pour prévenir la rage après morsure ; nous allons les résumer sous forme de propositions :

L'inoculation par trépanation, sous la dure-mère, est le procédé le plus sûr pour transmettre la rage.

L'inoculation au lapin, par trépanation, d'une moelle rabique de chien à rage des rues, donne la rage après une durée d'incubation qui varie de 12 à 24 jours, mais qui est en moyenne de 15 jours. Dans la rage ainsi transmise, le bulbe est toujours virulent, mais la virulence n'existe pas toujours dans les autres parties de la moelle.

Le virus rabique augmente d'activité en passant par l'organisme du lapin.

Le lieu de prédilection du virus rabique est le système nerveux.

Après 90 passages de lapin à lapin, le virus rabique atteint un maximum d'activité et se fixe.

Le virus fixe se caractérise en ce que, inoculé au lapin, par trépanation, la durée de l'incubation de la maladie est invariablement réduite à 6 jours et que toutes les parties de la moelle épinière sont virulentes.

PROCÉDÉ D'ATTÉNUATION DU VIRUS RABIQUE

Si, sur un lapin inoculé avec du virus fixe et mort de la rage vers le 9⁰ jour, après une période d'incubation de 6 jours, on détache quelques centimètres de moelle avec les précautions de pureté nécessaires et qu'on suspende cette moelle dans un air sec, la virulence disparaît lentement jusqu'à s'éteindre tout à fait. Plus la température est basse, plus la virulence se conserve longtemps.

La moelle rabique mise à l'abri de l'air, dans le gaz acide carbonique, à l'état humide, conserve sa virulence.

MOYEN DE VACCINER LES CHIENS CONTRE LA RAGE
ET DE LEUR CONFÉRER L'ÉTAT RÉFRACTAIRE APRÈS MORSURE

Dans une série de flacons, dont l'air est entretenu à l'état sec, par des fragments de potasse déposés sur le fond du vase, on suspend, chaque jour, un bout de moelle rabique fraîche de lapin mort de rage, rage développée après moins de sept jours d'incubation (1). Chaque jour, également, on inocule sous la peau d'un chien une pleine seringue Pravaz de bouillon stérilisé, dans lequel on a délayé un petit fragment d'une de ces moelles en dessiccation, en commençant par une moelle d'un numéro d'ordre assez éloigné du jour où l'on opère, pour être bien sûr que cette moelle n'est pas du tout virulente. Les jours suivants, on opère de même avec des moelles plus récentes séparées par un intervalle de deux jours, jusqu'à ce qu'on arrive à une dernière moelle très virulente, placée depuis un jour ou deux en flacon.

Le chien est alors réfractaire à la rage. On peut impunément le faire mordre par un animal enragé ou lui inoculer du virus rabique, sans qu'il devienne malade.

Non seulement M. Pasteur est arrivé à avoir cinquante chiens de tout âge et de toute race réfractaires à la rage, sans rencontrer un seul insuccès, mais, encore, il a pu, par la même méthode, appliquée après morsure, prévenir le développement de la rage sur un grand nombre de chiens mordus.

Mécanisme de l'état réfractaire. — On explique l'action des inoculations préventives en se basant sur ce fait, qu'une première atteinte d'une maladie virulente confère l'immunité. L'immunité peut être acquise par une atteinte même légère

---

(1) Les moelles en préparation doivent être maintenues à 23⁰. A une autre température, les résultats seraient différents.

de la maladie. Des atteintes légères, inappréciables, répétées coup sur coup, renforcent l'état réfractaire. Ce fait, incontestablement démontré en ce qui concerne le choléra des poules, la fièvre charbonneuse, le charbon symptomatique et le rouget du porc, est également vrai pour la rage.

Pour comprendre qu'il est possible de conférer l'état réfractaire après morsure, il faut savoir qu'entre l'époque de la morsure et l'apparition de la maladie, il se passe un certain temps, qui correspond à la durée que le virus met pour atteindre les centres nerveux. Si, par des inoculations préventives promptement répétées, on arrive à donner l'état réfractaire assez rapidement pour que le virus introduit par morsure perde son avance, la maladie avortera. C'est une question de vitesse entre le vaccin et le virus. Or, l'expérience a démontré qu'on pouvait sûrement obtenir à temps l'état réfractaire, par la méthode de M. Pasteur. Les vaccins, qui ne sont que des virus atténués, n'agissent pas, comme on serait tenté de le croire, à la manière d'une culture épuisante qui appauvrit le sol ; au contraire, ils saturent l'économie des produits de leur sécrétion, et ces produits sont de véritables poisons microbicides. Le virus fournit lui-même son propre vaccin.

PREMIÈRE APPLICATION A L'HOMME DE LA MÉTHODE
POUR PRÉVENIR LA RAGE APRÈS MORSURE

La question du traitement préventif de la rage, après morsure, en était à ce point, c'est-à-dire qu'elle était résolue d'une façon certaine en ce qui concerne le chien, lorsque, le 6 juillet 1885, le jeune Joseph Meister, âgé de neuf ans, mordu très gravement par un chien enragé, trois jours avant, se présenta au laboratoire de M. Pasteur pour se faire inoculer.

Le docteur Vulpian et le docteur Grancher furent chargés d'examiner Joseph Meister et de constater l'état et le nombre de ses blessures. Il n'en avait pas moins de quatorze. Ils déclarèrent que, par l'intensité et le nombre de ses morsures, cet enfant était exposé presque fatalement à prendre la rage.

En face d'une mort qui paraissait inévitable, pressé par la mère du jeune Joseph Meister, qui était venue d'Alsace pour accompagner son fils, encouragé par les docteurs qui étaient au courant de ses derniers travaux sur la rage, M. Pasteur se décida, non sans de vives et cruelles inquiétudes, à tenter sur Joseph Meister la méthode qui lui avait constamment réussi sur les chiens.

En conséquence, le 6 juillet, soixante heures après les morsures, en présence des docteurs Vulpian et Grancher, on inocula, sous un pli fait à la peau de l'hypocondre droit du petit Meister, une émulsion de moelle en dessiccation depuis quinze jours. Les jours suivants, on continua les inoculations en employant des moelles de plus en plus récentes et le 16, dernier jour du traitement, on inocula de la moelle de un jour.

L'état réfractaire avait été obtenu à temps, puisque malgré ses morsures et les inoculations de virus rabique le plus virulent faites les derniers jours, sa santé n'a rien laissé à désirer depuis cette époque.

La deuxième personne traitée fut un jeune berger du nom de Jupille, mordu aux deux mains dans des conditions exceptionnellement graves.

Par une communication à l'Académie des sciences, le 26 octobre 1885, M. Pasteur fit connaître officiellement sa méthode de traitement antirabique, et, M. Vulpian, prenant la parole, déclara que dès à présent il devenait nécessaire de se préoccuper de l'organisation d'un service de traitement de la rage par la méthode Pasteur.

INSTITUT PASTEUR

Dès qu'on sut dans le monde les résultats auxquels était arrivé M. Pasteur, des personnes mordues, venant de tous les pays, affluèrent à Paris pour se faire vacciner. Malgré les dispositions prises, l'installation et les ressources de son laboratoire devinrent insuffisantes. C'est alors qu'une souscription publique, qui produisit 2.500.000 francs, fut ouverte pour la création d'un Institut.

Le nouvel établissement, inauguré le 14 novembre 1888, est situé au quartier de Vaugirard, rue Dutot, n° 23, et comprend une superficie de 11.000 mètres carrés.

La disposition générale est la suivante : 1° en façade, en arrière d'une grille, un hôtel d'habitation.

2° Au second plan, un très grand bâtiment où sont installés : au rez-de-chaussée, le service hospitalier des vaccinations, la statistique, les archives, la préparation des moelles atténuées et les services administratifs ; au premier étage, des laboratoires d'études pour les savants qui veulent apprendre la technique des travaux bactériologiques et des laboratoires de recherches sur les maladies virulentes.

3° Au troisième plan, dans le fond, les locaux divers pour les services accessoires, les chenils, les cours grillagées pour les chiens, les bâtiments aménagés pour les lapins et les cobayes, etc.

De larges allées sablées et des jardinets séparent les différents corps de bâtiments et assurent une ample provision d'air et de lumière.

Les plans ont été faits et la construction a été dirigée par M. Petit, qui a fait de l'architecture sans ornementation, ni festons, ni astragales. Ce qui n'empêche pas qu'en se plaçant au point de vue utilitaire pour lequel il a été construit, cet établissement peut être considéré comme un modèle dans son genre par ses bonnes dispositions générales et par le parfait aménagement intérieur des bâtiments.

Tant pour la production des vaccins que pour les expériences, on sacrifie par an, à l'Institut, en moyenne 3.600 lapins, 3.600 cobayes et 800 chiens, qui représentent une somme d'environ 17.000 francs.

Non seulement M. Pasteur et M. Grancher ne reçoivent pas d'appointements, mais encore MM. Pasteur, Roux et Chamberland ont fait don à l'Institut du produit des vaccinations charbonneuses. Les traitements des autres chefs de service et préparateurs varient de 1.200 à 6.000 francs.

Chez M. Pasteur, les choses ne se passent pas comme dans le laboratoire d'un certain savant de Berlin, dont on a beaucoup parlé dernièrement au sujet d'un nouveau mode de traitement de la tuberculose ; tous les médecins, qu'ils soient français ou étrangers, peuvent y venir étudier. C'est ainsi qu'un certain nombre de savants étrangers, après s'être initiés à Paris à la méthode pasteurienne, ont pu fonder des Instituts antirabiques dans leur pays ; il y en a actuellement sept en Russie, cinq en Italie, un à Vienne, un à Constantinople, un à Barcelone, un à Bucharest, un à Rio-Janeiro, un à la Havane, un à Buenos-Ayres, un à Chicago, un à Malte.

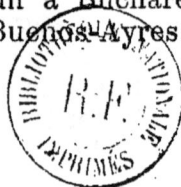

TECHNIQUE DE LA PRÉPARATION DES VACCINS

SOMMAIRE : Atténuation des moelles par dessiccation. — Contrôle de la qualité des moelles. — Préparation des émulsions de moelles. — Stérilisation des instruments. — Procédés d'inoculation.

ATTÉNUATION DES MOELLES VIRULENTES PAR DESSICCATION

Par le procédé d'inoculation sous la dure-mère, on donne la rage à un lapin en se servant de virus fixe, c'est-à-dire ayant au moins 90 passages de lapin à lapin — celui dont on s'est servi en ma présence, le 14 mars dernier, était à son 281° passage. — Le lapin inoculé devient malade le sixième jour et meurt le douzième au plus tard. On met le cerveau et la moelle épinière à découvert en enlevant le crâne et en ouvrant le canal médullaire. Alors l'on détache des longueurs de moelle de quelques centimètres et, avec des précautions de pureté aussi grandes qu'il est possible de les réaliser, à l'aide d'un fil stérilisé, on suspend chaque bout de moelle dans un flacon préparé à l'avance et dont l'air est entretenu à l'état sec par des fragments de potasse déposés sur le fond du vase.

Tous les jours on fait la même opération. Les flacons sont étiquetés et placés en ordre, par rang d'ancienneté, dans une salle aménagée à cet effet et dont la température est maintenue constante à 23°. L'atténuation s'opère naturellement par l'oxygène de l'air qui se filtre à travers le coton qui bouche le flacon. Lorsqu'on a une série de quatorze moelles en dessiccation, on est en mesure de commencer les vaccinations, car les vaccins les plus faibles qu'on emploie proviennent de moelles de 14 jours et les plus forts de moelles de 3 jours.

CONTROLE DE LA QUALITÉ DES MOELLES

Le premier contrôle se fait, pour chaque moelle fraîche mise en dessiccation, par un essai de culture dans du bouillon de veau stérilisé étendu au quart, en se servant d'un fragment prélevé dans le bulbe et en opérant avec les précautions aseptiques requises.

Les tubes de culture sont maintenus à une température de 38°. Si le bouillon ne conserve pas une parfaite limpidité, les moelles correspondantes sont rejetées.

En outre, chaque jour, les moelles en dessiccation sont

essayées par des cultures analogues faites à l'aide d'un fragment pris sur ces moelles.

De plus, pour voir comment les moelles atténuées se comportent, de temps à autre on s'assure, par des inoculations sur les chiens, que les émulsions de moelles desséchées conservent la propriété de conférer l'état réfractaire.

PRÉPARATION DES ÉMULSIONS DE MOELLES

Lorsqu'on veut préparer une émulsion, on triture avec une baguette de verre, dans le fond d'un verre stérilisé, un fragment de moelle et on ajoute, d'abord goutte à goutte, du bouillon de veau faible, dans une proportion que j'évalue à 5 ou 6 fois le volume du fragment de moelle, si on le suppose à l'état frais.

L'émulsion achevée, le verre est recouvert d'une feuille de papier-filtre. Lorsqu'on veut puiser avec la seringue, on pique l'aiguille à travers le couvercle de papier et on aspire sans découvrir le vase. L'émulsion n'est préparée qu'au moment de s'en servir ; on l'emploie sans filtrer. La quantité à injecter chaque fois est de deux ou trois centimètres cubes, suivant les cas.

STÉRILISATION DES INSTRUMENTS

Les instruments de verrerie, les flacons, les verres, les tubes à essai, après avoir été lavés à la potasse et rincés, sont plongés dans de l'eau acidulée à 1 ou 2 p. % d'acide sulfurique, puis rincés de nouveau et séchés.

La stérilisation a lieu dans un four à double paroi, à retour de flammes, chauffé au gaz et dont on règle la température à 170°. Les flacons et les tubes sont bouchés à la ouate pendant le flambage ; les verres sont coiffés d'un capuchon de papier-filtre ; on ne les débouche qu'au moment de s'en servir.

Les instruments divers, pinces, scapels, ciseaux, aiguilles, seringues, etc., sont désinfectés à l'eau phéniquée à 3 p. % et passés à l'eau bouillante.

Les baguettes de verre sont chauffées au rouge, à la flamme d'une lampe à alcool.

La ouate et le papier-filtre dont on fait usage sont préalablement flambés au four.

On a abandonné à l'Institut l'usage de la seringue Pravaz du modèle courant, pour la remplacer par une autre dont le corps de pompe et l'extrémité sur laquelle s'adapte l'aiguille creuse sont en verre d'une seule pièce et le piston en moelle de sureau. Cette disposition a l'avantage de permettre une stérilisation facile de toutes les parties de l'instrument.

PROCÉDÉS D'INOCULATION DE LA RAGE

INOCULATION SOUS LA DURE-MÈRE

Ce procédé d'inoculation est le plus parfait qu'on connaisse pour transmettre la rage.

Fixation et anesthésie de l'animal. — Je suppose qu'il s'agisse d'un lapin. L'animal posé à plat ventre est fixé dans cette position sur une planchette au moyen de ficelles placées aux pattes et attachées aux angles de la planchette. On verse une petite quantité de chloroforme sur une feuille de papier buvard et on en forme une sorte de cornet dont on coiffe l'animal ; l'anesthésie est obtenue en quelques minutes.

Manuel opératoire. — Après avoir coupé les poils et lavé la région à l'eau phéniquée, on incise la peau sur le milieu du crâne et on maintient les lèvres de la plaie écartées à l'aide d'un écarteur à ressort. Ensuite on étanche le sang avec un morceau de papier buvard et on arrose avec de l'eau phéniquée. A l'aide d'un trépan, on découpe une rondelle d'os d'environ 7 millimètres de diamètre, pour mettre l'enveloppe du cerveau à découvert. Alors on injecte quelques gouttes d'émulsion de moelle virulente sous la dure-mère. La plaie est de nouveau arrosée d'eau phéniquée et fermée par deux points de suture à la peau.

L'opération étant terminée, on détache l'animal, qui se réveille à ce moment, et on le porte dans son clapier où il est mis en surveillance. La plaie se cicatrise sans suppurer.

INOCULATION DANS LA CHAMBRE ANTÉRIEURE DE L'ŒIL

Ce procédé, plus expéditif que le précédent, convient parfaitement pour faire des inoculations de diagnostic dans la pratique courante, lorsqu'on opère sur le lapin ou sur le chien.

On anesthésie l'animal comme précédemment, ou bien, ce qui est plus simple, on verse quelques gouttes de cocaïne dans l'œil, on attend quelques instants pour obtenir l'insensibilisation complète, puis on injecte quelques gouttes d'émulsion virulente dans la chambre antérieure.

Il convient de traverser la cornée vers la circonférence de la pupille, puis de tourner le biseau de l'aiguille vers le centre de l'œil, en obliquant un peu la seringue au moment de pousser l'injection.

INOCULATION DANS LES MUSCLES DU COU

L'inoculation dans les muscles du cou donne la rage plus sûrement que l'inoculation dans le tissu cellulaire sous-cutané, sans cependant être un procédé aussi sûr que l'inoculation intra-crânienne ou intra-oculaire.

Le manuel opératoire en est des plus simples. Il est indiqué de pousser l'injection lentement. Ce procédé est surtout appliqué lorsqu'on opère sur des cobayes. Souvent, après une inoculation dans l'œil, on vide le reste de la seringue dans les muscles du cou.

VISITE A L'INSTITUT PASTEUR

SOMMAIRE. — La salle d'attente. — Le dossier des personnes mordues. — Pratique des vaccinations antirabiques. — Durée du traitement. — Les personnes en traitement logent en ville. — Résultats des vaccinations antirabiques. — Un mot avant de finir.

LA SALLE D'ATTENTE

J'ai visité l'Institut Pasteur au mois de mars dernier ; je me suis présenté à l'établissement vers dix heures du matin, c'est-à-dire au moment où commencent les premières vaccinations.

Dans la salle d'attente, j'ai trouvé une centaine de personnes de tous âges, de toutes nationalités et de toutes conditions, venues pour se faire vacciner ou pour accompagner des parents ou des amis : il y avait des bébés roses tenus sur les bras de leurs mères, des pauvres gens envoyés aux frais des municipalités, des gens du monde, des dames, des prêtres, des militaires, des Arabes, des Espagnols, etc.

COMMENT S'ÉTABLIT LE DOSSIER DES PERSONNES MORDUES

La règle est de commencer par inscrire les nouveaux arrivants et d'établir leur dossier ; c'est M. Perdrix, un ancien élève de l'Ecole normale et ancien professeur au Lycée de Saint-Etienne, aujourd'hui assistant de M. Pasteur, qui est chargé de ce service.

Ce jour-là, il y avait huit nouveaux venus.

La première chose qui a été faite a été d'inscrire, sur un registre spécial, leurs noms et adresses, l'époque, le siège et la gravité de la morsure, la nature de la cautérisation et l'état de la plaie ; le nom du médecin qui a vu le malade et celui du vétérinaire qui a pratiqué l'autopsie ou visité l'animal mordeur ; enfin tous les renseignements intéressants fournis.

Ce dossier est ultérieurement complété par les résultats que donnera l'inoculation de la moelle de l'animal incriminé, si toutefois on a eu le soin de faire parvenir la tête à l'Institut.

PRATIQUE DES VACCINATIONS

Les docteurs Chantemesse, Roux et Charrin assurent le service des vaccinations à tour de rôle ; ils sont assistés de

M. Perdrix et de M. Viala, préparateur des vaccins. Elles ont lieu en présence de M. Pasteur et consistent en des inoculations sous-cutanées, qui sont faites aux hypocondres, à droite et à gauche.

En arrivant vers l'opérateur, le patient, debout, relève ses habits, de manière à mettre son flanc à découvert entre le gilet et la ceinture. Le médecin fait un pli à la peau, après y avoir passé un peu d'eau phéniquée, et pousse l'injection en moins de temps qu'il n'en faut pour la décrire.

L'opération ressemble à une piqûre de morphine ; elle n'est suivie d'aucune sensation désagréable ni d'aucun malaise et rien dans la journée n'indique qu'on a été vacciné le matin.

Les suites sont celles d'une piqûre légère, c'est-à-dire qu'elles sont nulles.

Il n'y a aucune précaution spéciale à prendre, si ce n'est de ne pas faire de compression intempestive sur la région. Il est indiqué de prendre des bains, tant pour la propreté du corps que pour aider l'absorption du liquide injecté. On peut suivre tel régime qu'il plaît, vaquer à ses occupations journalières, se promener et aller le soir au théâtre.

Les personnes nerveuses et très impressionnables, les dames, sont généralement très émues lorsquelles se présentent pour la première fois devant le docteur ; elles ont un moment d'appréhension morale très pénible ; mais, une fois la piqûre faite, il n'est pas rare de les entendre dire : « Ce n'est que ça ! » et on les voit bravement présenter l'autre côté du corps pour recevoir la seconde piqûre.

DURÉE DU TRAITEMENT

Le traitement dure généralement quinze jours. Pendant les cinq premiers jours on fait deux piqûres dans la même séance et une seule les jours suivants.

Lorsque les morsures sont graves et profondes, qu'elles siègent à la face ou aux mains, on fait un traitement intensif qui dure 21 jours et débute par quatre vaccinations par jour, faites en deux séances.

LES PERSONNES EN TRAITEMENT LOGENT EN VILLE

A l'Institut on vaccine gratuitement, mais on ne loge pas. Les personnes en traitement se logent en ville. Il y a d'ailleurs à Paris des hôtels qui ont la spécialité des pensionnaires de l'établissement et où on trouve le confortable à la portée de toutes les bourses.

RÉSULTATS DES VACCINATIONS ANTIRABIQUES DEPUIS
LE COMMENCEMENT DES VACCINATIONS

	FRANÇAIS	ÉTRANGERS	TOTAL		
	Personnes traitées	Personnes traitées	Personnes traitées	Morts	Mortalité %
Année 1886	1.923	748	2.671	25	0,94
Année 1887	1.425	345	1.770	13	0,73
Année 1888	1.505	117	1.622	9	0,55
Année 1889	1 497	333	1.830	6	0,33
Année 1890	1.234	306	1.540	5	0,32
TOTAUX.	7.584	1.849	9.433	58	0,61

Dans le calcul de la mortalité indiquée dans ce tableau, on a
compté seulement les personnes qui ont été prises de rage
plus de quinze jours après le dernier jour de traitement. Les
animaux inoculés sous la dure-mère mettant environ 15 jours
pour prendre la rage, on a pensé que chez les personnes qui
manifestent des symptômes rabiques dans les 15 jours qui
suivent la vaccination, le virus avait commencé son développement pendant le traitement.

D'ailleurs, en tenant compte de la totalité des cas de mort,
sans en considérer l'époque, on trouve le nombre 85 au lieu
de 58, soit une différence de 27.

Quoi qu'il en soit, une chose est incontestable, c'est que la
mortalité des personnes mordues et traitées chez M. Pasteur
reste au-dessous de 1 p. %.

Il est intéressant de rapprocher et de comparer les faits
précédents à ceux que nous allons rapporter :

D'une enquête administrative embrassant une période de
six années, de 1863 à 1868, soumise au Comité consultatif
d'hygiène publique et rapportée par M. H. Bouley, il résulte
que dans 49 départements où la rage a été dénoncée, 320
personnes ont été mordues par des animaux enragés. — Ce
nombre est évidemment loin de la réalité. — Cependant, sur
320 personnes mordues, les morsures ont donné lieu dans

129 cas à des accidents rabiques, ce qui constitue une mortalité de 40,31 p. % ! malgré les cautérisations faites.

L'efficacité de la méthode de traitement de la rage, préco-
nisée par M. Pasteur, me paraît évidente ; aussi je n'hésite-
rais pas à me faire vacciner de suite, si j'étais mordu par un
chien enragé. Chaque fois que j'en ai eu l'occasion, j'ai affirmé
l'efficacité des vaccinations antirabiques, parce que c'est ma
conviction profonde. Il est recommandé, toutefois, de tarder le
moins possible à se soumettre au traitement, pour que les
inoculations aient le temps d'agir avant que le virus de la
morsure ait le temps d'évoluer.

UN MOT AVANT DE FINIR

Si le meilleur moyen de traiter la rage est de se soumettre aux inoculations de M. Pasteur, le meilleur moyen de
combattre cette maladie est entre les mains des municipalités,
qui devraient appliquer rigoureusement les mesures de police
sanitaire que la loi prescrit.

La preuve en est qu'en Allemagne, à la suite de mesures
de police sévères, la rage du chien, et par suite celle de
l'homme, a disparu.

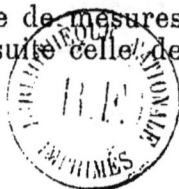

SAINT-ETIENNE, IMP. THÉOLIER ET Cie, RUE GÉRENTET, 12.

www.ingramcontent.com/pod-product-compliance
Lightning Source LLC
Chambersburg PA
CBHW050409210326
41520CB00020B/6531